AF299787

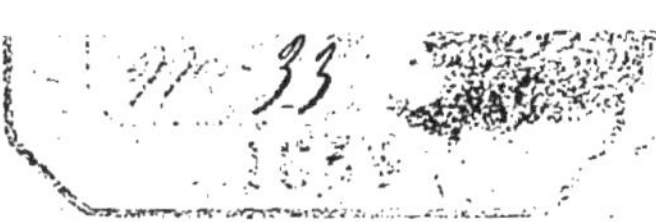

LETTRE

A M. LE DOCTEUR PELLETIER,

Inspecteur du Service de l'assistance médicale gratuite dans le département
du Loiret.

SUR UN TRAITEMENT SPÉCIAL

de la GOUTTE, de la GRAVELLE

ET DE LA CATARACTE

PAR L. MANDILÈNY

Docteur en médecine de la Faculté de Paris; — membre de l'Académie impériale medico-chirurgicale de Moscou; — membre de la Société impériale
d'Agriculture, Histoire naturelle et Arts utiles de Lyon; — associé libre
de la Société centrale d'Agriculture de Nancy; — vice-président du Comice
agricole de Montargis; — Chevalier grand'-croix de l'Ordre de Saint-Sta-
nislas; — et Chevalier de l'Ordre de Wladimir.

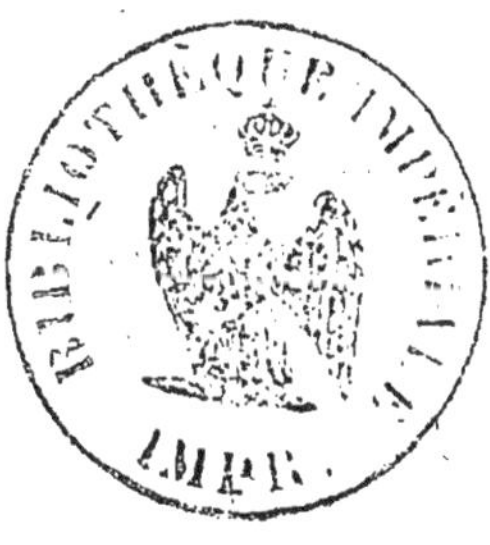

Non ignara mali, miseris succurrere disco.

MONTARGIS.

IMPRIMERIE ET LIBRAIRIE DE CHRETIEN.

—

1854.

LETTRE A M. LE DOCTEUR PELLETIER.

⸺⟡⸺

MONSIEUR ET CHER CONFRÈRE,

Je viens m'acquitter aujourd'hui de la promesse que je vous ai faite lors de notre rencontre à l'époque de la révision dans notre canton. Cette lettre contient d'abord l'exposé du traitement de M. le docteur Briau contre la goutte, tel que je l'ai pratiqué sur moi-même et sur quelques malades; puis celui de mes inductions relatives à l'application de ce traitement à la gravelle. Je la termine en vous communiquant mes idées sur l'utilité présumée de ce traitement dans la cataracte.

⸺⟡⸺

Non ignara mali, miseris succurrere disco.

Jusqu'à présent les médecins s'étaient bornés à traiter les accès de goutte de manière à les rendre moins douloureux et moins longs ; l'accès passé ils recommandaient un régime soit alimentaire, soit de vie, propre à éviter le prompt retour des accès. C'était avouer qu'ils regardaient la maladie comme incurable, beaucoup même sont d'avis qu'il ne faut pas la traiter et qu'on

doit la regarder comme une sorte de brevet de longé-
vité.

Le docteur Briau n'a pas cru que cet aveu tacite de
l'impuissance de l'art fût définitivement le dernier mot
de la science ; il s'est mis à étudier la maladie en elle-
même, ainsi que le grand nombre de médicaments
employés pour la modifier et en rendre les douleurs
moins intolérables. Ses recherches l'ont conduit à soup-
çonner que les accès de goutte étaient une sorte de crise
dont le résultat permanent est un dépôt d'urates de chaux
et de soude qui se faisait dans les petites articulations.
Le fait de ce dépôt est constant ; les tophus terreux
caractérisent cette affection. Une fois formé, ce dépôt
terreux n'est jamais qu'en partie absorbé ; les articulations dont les tissus fibreux sont pénétrés par cette matière crétacée se déforment peu à peu après chaque nou-
vel accès.

Mais cette matière insoluble, ainsi déposée, n'a pas
toujours été insoluble. Avant de se déposer dans les
petites articulations elle était charriée dans le torrent de
la circulation dans un état de solubilité. Ainsi, ces urates
de chaux et surtout ceux de soude se trouvent d'abord en
surabondance dans la masse du sang et ne pouvant plus
être expulsés en suffisante quantité par les émonctoires
naturels, la peau et les reins surtout, comme cela a lieu
dans l'état de santé, il en résulte la nécessité de leur
précipitation vers les extrémités de la circulation et dans
les tissus fibreux dans lesquels l'absorption veineuse est
plus difficile.

Dans l'état de santé, les urates qui doivent être
expulsés du corps comme inutiles ne sont pas en excès
et leur sortie du corps se fait complètement par la trans-

piration et surtout par les urines, et probablement aussi, quoiqu'en moindre quantité, par les selles. Ce qui constitue donc, aux yeux de M. Briau, la dyscrasie goutteuse; c'est la production relative d'une plus grande quantité d'acide urique que dans l'état de santé; de là la formation d'une plus grande quantité de sels que les émonctoires n'en peuvent rejetter au dehors, et enfin leur précipitation normale dans les petites articulations constituant l'accès de goutte ou fausse crise.

D'après cette manière de considérer la cause physiologico-pathologique de la goutte, on s'explique facilement les dangers imminents que courent les goutteux lorsqu'à l'approche d'un accès, c'est-à-dire, lorsque la diathèse d'urates est à son maximum, une cause quelconque vient à troubler la marche de ces sels vers les petites articulations où ils forment la crise ; car il devient évident qu'alors ce dépôt inévitable au lieu de se faire sur les petites articulations, sans autre danger qu'une vive douleur et une déformation progressive, se fera sur l'organe important vers lequel la circulation est attirée par la cause perturbatrice ; ce sera le cerveau, ou les poumons, ou l'estomac et les intestins, et alors la crise ou le dépôt des urates est le plus souvent fatal.

J'ai cru devoir entrer dans ces considérations préliminaires afin que vous puissiez mieux comprendre combien la marche du docteur Briau, dans ses recherches, a été rationnelle.

Cela posé, la première indication qui se présente est de trouver le moyen d'empêcher la formation de cet excès d'urée dans le corps. Cette indication est plus facile à poser qu'à remplir. Les praticiens ont tous indiqué, dans ce but, une vie active, sobre, point d'excès de bonne chère ni de femme, pas de travail d'esprit trop intense et continu, et cependant nous voyons bien souvent des personnes, qui ont suivi toutes ces prescriptions, être attaquées de la goutte. D'ailleurs, ne voyons-nous pas l'influence déterminante de l'hérédité et de certaines idiosyncrasies.

La seconde indication, la plus importante, c'est de maintenir cet excès d'urée à l'état de solubilité dans la masse des humeurs afin d'empêcher sa précipitation et par conséquent les accès.

Enfin, la troisième et dernière consiste à augmenter les excrétions de manière à donner issue à l'excès d'urée.

C'est à remplir ces deux dernières indications que s'est appliqué M. le docteur Briau, ses recherches ont été longues, persévérantes; il a tenté l'emploi de beaucoup de substances pour maintenir l'urée à l'état soluble dans le corps sans arriver à un résultat satisfaisant. Mais enfin un hasard heureux lui a fait tomber sous les yeux un article d'une revue anglaise de je ne sais plus quel docteur traitant de l'acide benzoïque; il y apprit que, entre autres propriétés, l'acide benzoïque avait celle de dissoudre l'acide urique et les urates. Ce fut pour lui un trait de lumière. Aussitôt il expérimenta l'action de cet acide sur plusieurs malades, mais il ne tarda pas à voir que pour obtenir des résultats un peu prononcés, il fallait l'introduire dans le corps en doses progressivement plus grandes. L'effet ne répondait pas du tout à son attente. La raison en était simple : l'acide benzoïque avant de se neutraliser par son union avec l'urée ou les urates contenus dans le sang devait d'abord passer par l'estomac et produire son action sur la muqueuse gastrique;

or cette action devient assez promptement fâcheuse dès que les doses sont augmentées.

Comment remédier à cette contre-indication si désagréable ? M. Briau pensa, avec raison, qu'en associant l'acide benzoïque avec une base alcaline de la nature de celles qui existent dans nos humeurs, il neutraliserait l'action délétère de l'acide sur la muqueuse gastrique ; en conséquence, il étudia plusieurs sels benzoïques et il finit par s'arrêter au benzoate de soude qui n'a pas d'action fâcheuse sur l'estomac aux doses qu'il est utile d'employer.

L'expérience est venue confirmer ses prévisions ; ce sel, introduit dans l'économie à doses progressives, a produit les plus heureux résultats chez les goutteux. sans compromettre aucunement l'état de l'estomac. C'était beaucoup certainement, mais ce n'était pas assez ; il restait encore à remplir la troisième indication, c'est-à-dire qu'il fallait, en même temps que l'on maintenait l'urée ou l'acide urique à l'état soluble, augmenter les sécrétions et les excrétions d'une manière lente et continue, sans secousse.

Cette indication complémentaire était plus facile à mettre à exécution, car la matière médicale est riche de pareils agents. M. Briau les a souvent varié et les varie journellement suivant les indications secondaires qui proviennent de la constitution, du tempérament, du genre de vie et de la sensibilité. Cependant, il a le plus souvent recours au sel ammoniac qui provoque convenablement les sécrétions des muqueuses, sécrétions qui, d'ordinaire, n'ont plus, chez les goutteux, leur activité normale ; et, en second lieu, au séné qui agit plus spécialement sur la muqueuse intestinale et augmente les excrétions.

Voici, maintenant, comment M. Briau procède dans son traitement préventif. Au début du traitement les doses sont très-petites, elles vont progressivement en augmentant. Il compose une poudre dans laquelle le benzoate de soude, le sel ammoniac et le séné en poudre entrent en égale quantité. Il donne, le premier jour, 25 centigrammes de cette poudre matin et soir; chaque jour, il augmente la dose de 5 centigrammes, en sorte qu'au bout de 25 jours, on arrive à la dose maximum de 1 gramme et demi ou 30 grains, que l'on continue ensuite pendant le reste du traitement.

Un goutteux qui commence ce traitement pour la première fois, doit le continuer régulièrement pendant environ trois mois; l'année suivante, six semaines à deux mois suffisent.

Il ne faut pas croire que la poudre doive rester la même pendant tout le traitement. Voici, à ce sujet, quelques observations importantes. Le benzoate de soude en est la partie importante, essentielle, sa proportion doit aller en croissant. Le sel ammoniac et le séné surtout ne sont que des adjuvants. Si les proportions de ces substances restaient les mêmes pendant qu'on augmente les doses, il en résulterait une excitation trop vive des muqueuses par le muriate d'ammoniac et des purgations par le séné. Or il faut soigneusement éviter ce résultat. Le sel ammoniac doit être maintenu à la dose propre seulement à stimuler un peu les muqueuses sans produire une vive excitation; au reste, en y allant doucement, la dose peut être portée assez haut sans provoquer cette excitation fâcheuse. Il n'en est pas tout-à-fait de même du séné en poudre ; son action doit être limitée à la production d'une bonne ou de deux petites selles molles. Dès qu'elles dépassent ce nombre ou qu'elles deviennent liquides, séreuses, c'est l'indication d'en diminuer la proportion.

Ainsi, pour bien faire, il faudrait modifier chaque jour les proportions de la poudre à mesure qu'on en augmente les doses : le benzoate de soude allant en augmentant, le sel ammoniac et surtout le séné devraient diminuer en proportion. C'est ainsi que procède M. Briau avec ses malades. Il y a pour cela encore une autre raison que voici. Le benzoate de soude est un sel qui se décompose très-facilement par la chaleur et par l'humidité. Il faut éviter cette décomposition qui altère son action. Pour cela, il faut éviter que l'humidité ne pénètre dans le flacon où l'on tient la poudre. En faisant de petits flacons gradués pour les doses quotidiennes, M. Briau évite l'action de l'humidité ; il les tient d'ailleurs dans un lieu peu chaud.

Mais, quand on a à faire à des malades intelligents, il est inutile de s'astreindre à cette précision minutieuse des doses. D'après mon expérience, voici comment on peut procéder. On compose une poudre à partie égale de ces trois substances en quantité suffisante pour les doses des huit ou dix premiers jours, suivant la sensibilité intestinale du malade. Pour les dix jours suivants, on prend deux parties de benzoate de soude et une des deux autres substances. Ensuite, pour éviter les purgations, on prend trois parties de benzoate de soude, deux de sel ammoniac et une de séné. On peut continuer tout le reste du traitement dans ces proportions, quitte à diminuer un peu la dose suivant les cas.

Voilà quel est le traitement très-rationel du docteur Briau pour éviter le développement ou le retour des accès de goutte avec leurs conséquences fâcheuses ; voici maintenant ce que je connais de ses effets thérapeutiques. *Experto crede Roberto.*

Dans le courant du mois de janvier 1851, j'éprouvai, à l'âge de 63 ans, une première attaque de goutte qui se composa de quatre accès très-distincts mais allant en s'affaiblissant ; pendant leur cours, j'ai employé la liqueur du docteur Laville pour me soulager. Jusqu'à ce moment je m'étais fort peu occupé de cette maladie que j'ai rencontré très-rarement dans le cours de ma pratique médicale (*). Cette invasion tardive d'une maladie si douloureuse, me fit m'enquérir des différents traitements qui avaient été expérimentés. Un de mes amis, dont le beau-frère était médecin et goutteux, me parla le premier du traitement du docteur Briau que son beau-frère avait suivi avec grand succès pour lui et pour ses malades. En conséquence, je m'adressai au docteur Briau. J'ai trouvé en lui un confrère loyal et bienveillant qui m'a exposé, avec la plus grande sincérité, la marche patiente qu'il a suivie dans ses nombreuses recherches sur cette cruelle maladie ; et qui, avec la franchise la

(*) J'ai exercé pendant vingt-cinq ans la médecine en Russie, et je n'ai rencontré qu'un très-petit nombre de goutteux. Il paraît que la goutte dans ce pays n'attaque que des étrangers qui en ont importé la prédisposition héréditaire avec eux ou des seigneurs riches et amateurs de bonne chère ; mais par contre les hémorrhoïdes y sont endémiques et y revêtent des formes qu'on trouve bien plus rarement dans nos pays tempérés. Cette maladie qui consiste essentiellement dans une prédominance du sang veineux abdominal par suite du défaut d'action de la peau et qui le plus souvent disparaît lorsqu'on passe la frontière pour venir dans des pays plus chauds, cette maladie, si générale, ne serait-elle pas la cause qui rend les cas de goutte si rares en Russie ? J'ai lieu de croire que oui.

plus honorable, m'a fait part de ses insuccès comme de ses succès. Le résultat de ma conférence avec ce digne confrère a été l'estime la plus entière pour son caractère et la plus grande confiance dans son traitement que je trouvais aussi rationnel que possible.

Anssitôt après j'ai commencé son traitement tel que je l'ai indiqué plus haut, je suis certain d'en avoir rempli toutes les conditions essentielles. Je l'avais terminé vers le 20 juin. Alors je me suis rendu aux eaux de Wiesbaden reconnues si salutaires contre les affections rhumatismales et goutteuses. J'ai fait une cure régulière en bains et en buvant les eaux.

Sous l'influence successive de ces deux traitements, le reste de douleur que j'éprouvais dans l'articulation du gros orteil du pied droit a peu à peu disparu ainsi que le gonflement et la rougeur.

Vous me demanderez sans doute quelle est la part de chacun de ces traitements dans l'amélioration que j'ai éprouvée à leur suite ? Je répondrai plus tard à cette question importante ; je dois me borner, pour le moment, à constater ces deux résultats positifs : 1^0 disparition complète de tous les symptômes et de toute trace de la goutte ; 2^0 beaucoup plus de liberté dans la respiration, cessation des crachats et des symptômes catarrheux antérieurs ; bref, un mieux général qui a persisté l'automne et l'hiver suivant.

Dans l'été de 1852, je n'ai pas fait le traitement Briau, je me suis borné à la cure de Wiesbaden que j'ai faite moins longue. Aucune apparition de goutte, santé généralement bonne ; mais, pendant l'hiver de 1852 à 1853, les bronches étaient plus engorgées ; deux fois la grippe m'a fait sentir ses atteintes cet hiver et j'ai senti presque continuellement ma poitrine moins libre, ma respiration plus gênée, de l'oppression par la marche ou par l'action de parler. Etait-ce de la goutte ou un simple embarras dans les bronches ? Je ne prononce point de jugement encore à cet égard.

Mais, vers la fin de mars, et avant de quitter Paris pour venir dans ma campagne de Gondreville, ma poitrine, ou, pour parler plus exactement, mes bronches n'étaient point débarrassées malgré l'usage que j'avais fait d'antimoniaux. Alors, j'ai commencé le traitement du docteur Briau et l'ai continué ici, modérément, c'est-à-dire sans prendre plus d'un gramme par jour de la poudre numéro 2, et cela pendant deux mois seulement.

Le résultat très-positif et très-saillant de ce traitement, c'est de m'avoir dégagé les voies respiratoires d'une manière complète et telle que depuis dix ans ma respiration n'a jamais été plus libre. L'effet du traitement est manifeste, certain, sur la poitrine ; est-ce qu'il l'a débarrassée du principe goutteux qui s'y était porté, ou est-ce qu'il a simplement dégorgé les bronches et le tissu cellullaire qui les enveloppe ? Sans trancher la question, je constate seulement une absence complète de tout symptôme goutteux, liberté et intégrité de toutes les fonctions, santé aussi entière que le comporte mon âge, avec absence même de ces douleurs vagues et de cette raideur des membres qui, le plus souvent, accompagnent la vieillesse, et que, depuis six à huit ans, j'ai éprouvées très-souvent.

Si nous admettons que l'oppression et l'embarras des bronches que j'éprouvais au début de ce dernier traitement étaient dus au principe goutteux (*), nous sommes

(*) Comme l'ont pensé plusieurs de mes confrères.

forcés de conclure qu'il a victorieusement combattu ce mal et notre thèse est pleinement confirmée ; si, au contraire, on n'attribue l'état dans lequel je me trouvais qu'à une bronchite chronique, avec épaississement de la membrane muqueuse par suite d'une congestion habituelle résultant de l'âge et d'une diathèse hémorrhoïdale qui fait refluer le sang veineux abdominal en plus grande abondance vers le cœur et les poumons, on sera forcé d'en conclure que ce traitement est le plus sûr moyen de dégorger utilement et sans danger les organes pectoraux et de rendre plus libre la petite circulation du cœur aux poumons ; ce qui est un résultat précieux pour un grand nombre de vieillards exposés à périr par les conséquences fâcheuses et presque inévitables de cette cause perturbatrice. Remarquez bien encore, dans cette seconde hypothèse, que, pendant tout ce traitement, aucune espèce de symptômes de goutte ne s'est montré.

Sans entrer dans de plus grands détails, ces faits positifs observés sur moi, jour par jour, doivent vous suffire pour vous former une opinion sur le traitement du docteur Briau contre la goutte ; traitement tout préventif, qui empêche le développement de la cause première et déterminante des accès de cette triste maladie. Mais est-ce tout? Non.

Je pense, mon très-estimé confrère, que ce traitement peut être employé avec succès dans quelques cas autres que celui que je viens de vous exposer ; mais ici je n'ai pas à vous offrir des faits pratiques. C'est par induction que je vais procéder comme nous sommes continuellement forcés de le faire dans les sciences naturelles pour arriver à un progrès quelconque et à une pratique rationnelle.

L'expérience a constaté que la goutte et la gravelle ont entre elles, quant à leur nature et à leur origine, des rapports intimes, non qu'elles se rencontrent simultanément sur le même sujet, car elles semblent, au contraire, s'exclure ou se suppléer l'une l'autre. L'hérédité joue un rôle également important dans ces deux maladies qui semblent dépendre d'une même idiosyncrasie. Ainsi il arrive souvent qu'un père goutteux a des enfants goutteux, ou qu'un calculeux en a de calculeux, mais on voit aussi fréquemment ces deux maladies s'alterner de père en fils; ainsi un père goutteux donne le jour à des enfants calculeux et ceux-ci en avoir de goutteux. On ne peut donc pas nier la parenté de ces deux maladies; on peut même penser qu'au fond elles n'en font qu'une seule sous deux formes critiques différentes, mais ayant une même cause première.

Cela posé, il nous paraît infiniment probable que la même cause qui produit la goutte peut aussi produire la gravelle, c'est-à-dire que dans la goutte nous voyons l'acide urique en excès, soit par une augmentation directe de la quantité d'urée, soit par une diminution des sécrétions et des excrétions qui doivent l'éliminer du corps dans une proportion voulue pour le maintien de l'équilibre de la santé, finir par se précipiter sur les petites articulations sous la forme d'urate. De même, dans la gravelle, cette quantité d'urée en excès dans les humeurs, au lieu de passer par les reins à l'état soluble pour sortir avec les urines, une partie s'y précipite sous forme d'urates, y séjourne plus ou moins de temps et est, en grande partie, entraînée dans la vessie par les uretères et de là plus ou moins facilement chassée par le cours des urines sous la forme de sable, de gravier. Quelque fois même cette urée abondante sort de la vessie à l'état soluble, mais se précipite promptement sous la forme de sable. Après ce premier degré, il est évident que l'urée se précipite sous forme d'urate dans les reins dont l'action est altérée ou insuffisante pour la maintenir à l'état soluble. Il nous paraît que cette manière de considérer l'étiologie de la gravelle ne présente rien que de très-admissible, surtout d'après ce que nous venons de dire de la goutte.

La conséquence directe de notre hypothèse sera donc : que le traitement de M. Briau, qui a déjà eu pratiquement de si bons résultats contre la goutte, doit produire des résultats analogues dans la gravelle, sauf les modifications dans l'emploi des adjuvants pour modifier l'action sécrétoire des reins. L'expérience a déjà prouvé que l'usage du bicarbonate de soude, en agissant sur les reins, empêche la production de la gravelle ; mais cet effet ne dure que tant que le malade prend de ce sel. D'où il suit que dès qu'il en cesse l'emploi la maladie reparaît. Je pense qu'il n'en serait pas de même avec le benzoate de soude qui parait maintenir, pour assez longtemps, la solubilité des urates et leur sortie du corps en sorte que la diathèse urique est éloignée pour un temps plus ou moins long.

Concluons : je suis convaincu que dans l'intérêt des calculeux, ils doivent, sans hésitation, se soumettre au traitement par le benzoate de soude ; car, si notre hypothèse est fondée, comme je le pense, ils sont certains d'obtenir une guérison comme dans la goutte en renouvellant de loin en loin ce traitement préventif. Si, au contraire, mon hypothèse n'est pas admissible et si ce traitement ne peut avoir aucune action contre la gravelle, il est évident qu'il n'est pas de nature à l'agraver, ni à altérer la santé générale ; et c'est bien, je crois, le cas de rappeler le précepte : *In dubio meliùs remedium anceps quam nullum.*

Je ne terminerai pas, mon cher confrère, cette note devenue presque un mémoire, sans vous faire part d'une autre idée qui m'est venue.

Je lisais, il n'y a pas longtemps, dans un ouvrage médical. qu'un médecin, dont j'ai par malheur oublié le nom, venait de faire des recherches sur l'urée et sa présence dans les diverses humeurs de l'homme et qu'elles lui avaient appris que les humeurs de l'œil contenaient del'urée dans une proportion très-marquée.

Ce fait fixa mon attention d'une manière toute spéciale parce que, dans ce moment, j'avais l'occasion de voir une dame âgée, de ma connaissance, qui avait à l'œil droit une sorte de cataracte diffuse que ses médecins regardaient comme devant se terminer par une amaurose. Le crystallin était laiteux, mais cette teinte n'était point bornée nettement. Le nerf optique ne paraissait pas atteint ; de plus, les eaux purgatives de Hombourg, jointes à un régime un peu plus sévère qu'à l'ordinaire avait produit une très-grande amélioration dans sa vue.

D'un autre côté, j'avais eu occasion de traiter un malade qui présentait un cas fort interressant. C'était un voiturier d'une quarantaine d'années, borgne depuis son enfance et qui venait de perdre la vue du seul œil qui lui restait à la suite d'une syphilis traitée irrationnellement avec excès de liqueur de Van Swieten. L'œil paraissait dans son état naturel mais avec la pupille plus dilatée et encore avec quelque sensibilité ; c'était comme une goutte sereine, une amaurose. J'ignorais alors le

procédé diagnostique du docteur Cère d'Uzès qui fait
distinguer la paralysie de la rétine d'avec les congestions
et les autres causes de la perte de la vue, en dévelop-
pant les cercles lumineux par la pression de l'ongle sur
la cornée vers l'angle et au dessus de l'œil. Quoiqu'il en
soit, le pronostic me paraissait très-grave ; c'est pourquoi j'ai tenté une médication énergique qui consistait
en seize verrées de décoction de 120 grammes de salse-
pareille à boire de quart-d'heure en quart-d'heure, chaque
matin, pendant trente jours. Mon malade se soumit à ce
traitement et après qnatre jours, il commença à voir de
son œil, au bout de huit il voyait bien ; cependant, il a
continué ce traitement jusqu'à la fin. Il a ainsi non seulement recouvré sa vue antérieure, mais il a été complètement débarrassé des reliquats de sa syphilis et de son
mauvais traitement.

Ce traitement énergique a agi en stimulant l'absorption, en renouvelant rapidement la masse des humeurs
du corps. De même, dans le cas précédent, la malade
a éprouvé un mieux prononcé dans sa vue à la suite des
eaux de Hombourg. Ainsi, dans ces deux circonstances
nous voyons une amélioration locale de la vue chez ces
deux malades à la suite d'une médication générale
caractérisée par l'ingestion d'une grande quantité de
liquide dont l'effet final était d'augmenter l'absorption
et de délayer les humeurs.

Alors, je me suis demandé si les bons effets de ces
deux traitements analogues n'étaient pas la conséquence
de l'absorption de l'excès d'urée qui troublait ou empê-
chait la vue, et sa sortie du corps avec le liquide abon-
dant ingéré. Certes, si je ne puis prononcer un *oui*

mathématique, personne n'est en droit de dire *non* avec certitude.

Eh ! bien, par induction, je pense que ce qui se passe dans la goutte avec le traitement Briau peut se passer aussi dans l'œil avec ce traitement contre les cataractes sans paralysie du nerf optique et pas par trop avancées. Ce traitement, moins énergique, pas du tout perturbateur, mais long dans son action, finit par produire l'absorption des tophus de la goutte, pourquoi ne pourrait-il pas également rendre soluble et absorber l'urée ou les urates en excès dans l'œil et y enlevant la transparence soit au cristallin soit à l'humeur vitrée.

Voilà, mon cher docteur, par quelle suite de considérations et de raisonnements j'ai été amené à penser qu'il serait bon d'appliquer le traitement du docteur Briau 1° à la gravelle, 2° à la cataracte dans son premier développement.

Comme pour l'ordinaire on ne guérit pas ces diverses maladies, pourquoi ne pas essayer d'un traitement que l'on peut regarder comme inoffensif pour la santé générale et à plus forte raison pour la maladie locale ; et qui offre des chances de succès. Que des médecins dont la pratique est étendue fassent avec conscience et prudence des essais, peut-être arriverons-nous ainsi à des résultats positifs et certains.

Agréez, mon cher confrère, avec mes sentiments les plus affectueux, l'assurance de mon estime toute spéciale.

Votre dévoué confrère,

L. MANDILÈNY.

Gondreville, 22 juin 1853

Nota. Depuis plusieurs années retiré à la campagne où je me repose enfin des fatigues d'une longue pratique, je suis peu au courant des idées du monde médical, c'est pourquoi je ne connaissais pas l'ouvrage du docteur Drouot, intitulé : *Précis de médecine rationelle, etc.* Ce livre vient de m'être envoyé par un de mes amis à qui j'avais communiqué ma lettre sur la goutte et qui connaît les succès pratiques du docteur Drouot dans le traitement de la cataracte sans opération.

Frappé de l'analogie de nos idées sur le traitement de cette maladie, il a pensé que je lirais avec plaisir et intérêt ce précis et il ne s'est pas trompé. En effet, depuis Bordeu et Bichat, je n'ai pas lu un ouvrage plus riche et plus substentiel en vues physiologico-pathologiques, malgré son petit volume.

M. Drouot pense aussi que la cataracte est le résultat d'une sécrétion anormale dans le cristallin qui par suite perd sa transparence ; et il dirige son traitement contre les causes qui ont pu produire cette sécrétion apaque et il augmente l'activité de l'absorption pour obtenir la résorption des humeurs non transparentes. Ce n'est pas sans une vive satisfaction que j'ai vu cette identité de principes de l'auteur avec les miens relativement à la nature et au traitement rationnel de cette maladie. Mais je vais plus loin que lui ; je pense que la cause essentielle de l'opacité des différentes humeurs de l'œil peut provenir de l'excès d'urée dans ces humeurs, excès qui se précipite sous forme d'urates non solubles, tout comme dans la goutte et dans la gravelle. Il est donc tout naturel que le traitement spécifique qui agit d'une manière si favorable contre la goutte puisse également réussir contre la cataracte et que par lui on puisse obtenir d'abord la solubilité des urates opaques et ensuite leur résorption et leur élimination par les émonctoires naturels.

L'analogie des causes doit nécessairement amener celle des traitements et puisque le benzoate de soude produit de si heureux résultats dans la goutte, on est en droit d'espérer que son emploi pourra de même amener la guérison de cette triste maladie contre laquelle on ne luttait qu'à l'aide d'une opération dont le succès était le plus souvent incertain.

J'invite tous les médecins consciencieux qui me liront à peser ces considérations et à voir s'il ne vaut pas mieux essayer d'un traitement rationnel, qui ne peut nuire en cas d'insuccès, que de rester les bras croisés à attendre que la vue soit entièrement perdue, et cela pour en venir à une opération toujours très-chanceuse quelque bien qu'elle soit faite.

Gondreville, le 2 janvier 1854.

FIN.